BEI GRIN MACHT SICH IHR WISSEN BEZAHLT

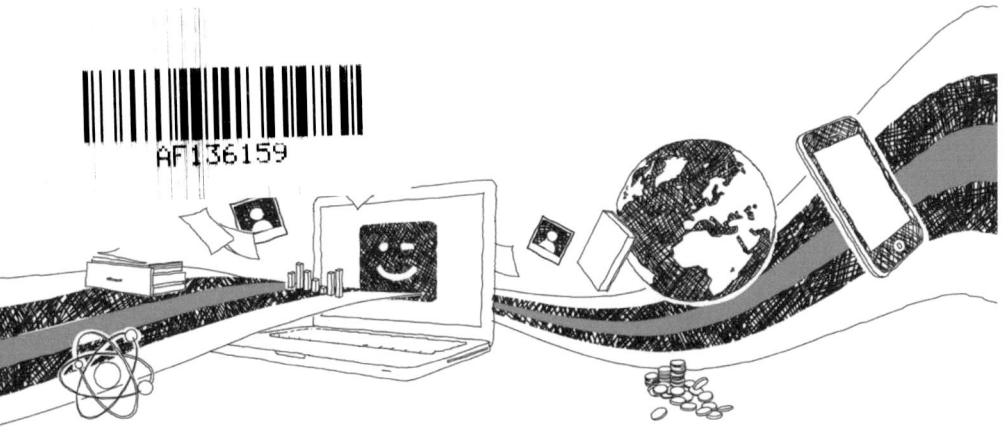

- Wir veröffentlichen Ihre Hausarbeit,
  Bachelor- und Masterarbeit

- Ihr eigenes eBook und Buch -
  weltweit in allen wichtigen Shops

- Verdienen Sie an jedem Verkauf

Jetzt bei www.GRIN.com hochladen und kostenlos publizieren

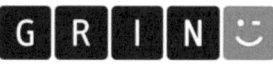

Diabetes Typ 2 bei Kindern und Jugendlichen

Lara Neumann

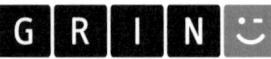

Bibliografische Information der Deutschen Nationalbibliothek:

Die Deutsche Nationalbibliothek verzeichnet diese Publikation in der Deutschen Nationalbibliografie; detaillierte bibliografische Daten sind im Internet über http://dnb.d-nb.de abrufbar.

ISBN: 9783346623966
Dieses Buch ist auch als E-Book erhältlich.

© GRIN Publishing GmbH
Nymphenburger Straße 86
80636 München

Druck und Bindung: Books on Demand GmbH, Norderstedt Germany
Gedruckt auf säurefreiem Papier aus verantwortungsvollen Quellen

Das Buch bei GRIN: https://www.grin.com/document/1188394

FOM Hochschule für Oekonomie & Management

Hochschulzentrum Hannover

Berufsbegleitender Studiengang zum Bachelor of Arts

in

Gesundheitspsychologie & Medizinpädagogik

4. Semester

Seminararbeit in

Spezielle Krankheitslehre und Therapie

zum Thema

Diabetes Typ 2 bei Kindern und Jugendlichen

Einfluss von Bewegung auf die Entstehung und Verhinderung bei Diabetes Typ 2

Autorin:	Lara Neumann
Abgabedatum:	04.08.2021

Inhaltsverzeichnis

III

Abbildungsverzeichnis

Abkürzungsverzeichnis

Abb.	Abbildung
AGA	Arbeitsgemeinschaft für Adipositas im Kindes- und Jugendalter
altgriech.	altgriechisch
BMI	Body Mass Index
bzw.	beziehungsweise
ca.	circa
u.a.	unter anderem
z.B.	zum Beispiel

1 Einleitung

1.1 Problemstellung

Diabetes Mellitus stellt auf bundesdeutscher sowie internationaler Ebene eine der bedeutsamsten sogenannten Volkskrankheiten dar.[1] In Deutschland gibt es mehr als 8 Millionen Menschen die an Diabetes Mellitus erkrankt sind, wovon ca. 95% an dem Typ 2 leiden. Es wird davon ausgegangen, dass bis zum Jahr 2040 bis zu 12 Millionen Menschen erkrankt sein werden.[2] In früheren Zeiten wurde die Erkrankung noch als „Altersdiabetes" bezeichnet, heute sind immer mehr Kinder und Jugendliche unter 18 Jahren betroffen. Grund dafür ist eine mangelnde Bewegung und falsche Ernährung, die zu Übergewicht führen. Übergewicht und Adipositas nehmen in den letzten Jahren immer weiter zu. Gesteigerte körperliche Bewegung führt zur Gewichtsabnahme und somit auch zur Verhinderung einer Diabetesentstehung.[3] Doch stimmt dies denn? Dieses Thema ist bei Kindern und Jugendlichen heute von höchster Aktualität und Brisanz.

1.2 Zielsetzung und Gang der Arbeit

Die vorliegende wissenschaftliche Arbeit soll erörtern, welchen Einfluss Bewegung im Kindes- und Jugendalter bei der Entstehung und auch bei der Verhinderung eines Typ 2 Diabetes haben. Darüber hinaus verschafft sie einen Überblick über mögliche Präventionsmaßnahmen bei einer Entwicklung dieser Erkrankung. Zu Beginn der Arbeit wird die Erkrankung Diabetes Typ 2 genauer definiert. Hierbei werden insbesondere auch auf die Ursachen, Symptome sowie Folgeerkrankungen eingegangen. Im Anschluss erfolgt die Beantwortung der Forschungsfrage. Welchen Einfluss hat eine vermehrte Bewegung auf die Entstehung bzw. Verhinderung des Diabetes Typ 2? Um dies darzulegen, wurde kurz analysiert, wie der Blutzuckerspiegel sich verändert, wenn Kinder und Jugendliche körperlich aktiv sind. Anschließend folgt eine kurze Darstellung über mögliche Präventionsmaßnahmen, unterteilt in Verhaltens- und Verhältnisprävention.

---

[1] Vgl. https://www.bundesregierung.de/breg-de/aktuelles/volkskrankheit-diabetes-484206, Zugriff am 16.07.2021.
[2] Vgl. Deutsche Diabetes Gesellschaft, Diabetesbericht, 2021, S.8.
[3] Vgl. Deutsche Diabetes Gesellschaft, Diabetesbericht, 2021, S.17.

2 Grundlagen Diabetes Typ 2

2.1 Definition

Diabetes Mellitus, bekannt auch als Zuckerkrankheit, ist eine Stoffwechselerkrankung, die zu erhöhten Blutzuckerwerten führt, da es ein Mangel an dem Hormon Insulin gibt oder die Insulinwirkung vermindert ist. Blutzucker ist der Glukoseanteil im Blut und ein wichtiger Energielieferant des Körpers. Diabetes Mellitus war schon im alten Ägypten bekannt. Der Urin der Kranken schmeckte durch den ausgeschiedenen Zucker süßlich, daher bedeutet Diabetes Mellitus (altgriech.) „honigsüßer Durchfluss".[4] In der Medizin werden zwei Hauptformen des Diabetes Mellitus beschrieben. Zum einen der Typ 1 Diabetes-Mellitus, hier kann der Betroffene kaum oder gar kein Insulin produzieren. Das Immunsystem, welches zur Abwehr krankmachender Keime dient, richtet sich gegen die Insulin produzierenden Beta-Zellen der Bauchspeicheldrüse und zerstört diese.[5] Zum anderen wird der Typ-2-Diabetes-Mellitus bezeichnet, bei dem anfangs die Beta-Zellen in der Bauchspeicheldrüse noch das Insulin herstellen, die Körperzellen aber immer schlechter auf das Hormon Insulin reagieren (Insulinresistenz). Der Zucker, der sich nun im Blut befindet, kann nicht mehr in die Zellen gelangen und staut sich. Der Blutzuckerspiegel ist erhöht (Abb. 1).[6]

---

[4] Vgl. Reibnitz, C., Sonntag, K., Strackbein, D., Diabetes Mellitus, 2017, S. 124.
[5] Vgl. https://www.diabetes-ratgeber.net/Diabetes-Typ-1, Zugriff am 19.07.2021.
[6] Vgl. https://www.diabetes-ratgeber.net/Diabetes Typ 2, Zugriff am 19.07.2021.

Abbildung 1: Was passiert bei Diabetes Mellitus im Körper?

Anmerkung der Redaktion: Abbildungen wurden aus urheberrechtlichen Gründen entfernt.

Quelle: Vgl. https://www.diabetes-ratgeber.net/Diabetes Typ 2, Zugriff am 19.07.2021.

2.2   Ursachen und Symptome

Eine häufige Ursache, die nicht zu beeinflussen ist, ist die Vererbung von Diabetes Mellitus Typ 2. Die Potsdamer EPIC-Studie zeigt, dass sich das Diabetes Typ 2 Risiko um 1,7fach erhöht, wenn die Mutter oder der Vater an Diabetes Typ 2 erkrankt ist. Personen, bei denen beide Eltern erkrankt sind, haben ein dreifach höheres Risiko. Hat zum Beispiel ein 14-jähriges Kind, deren Eltern beide an Typ 2 erkrankt sind, in etwa ein so hohes Risiko wie ein 60-jähriger Mensch, dessen Mutter und Vater nicht an der Erkrankung leiden.[7] Die Hauptursachen von Diabetes Typ 2 sind vor allem Bewegungsmangel, ungesunde Ernährung wie ballaststoffarme, fettreiche Lebensmittel, wenig Gemüse und viele

---

[7] Vgl. Mühlebruch, K. et al., Diabetes Risk Score, 2014, S. 459 ff.

Fertiggerichte sowie Übergewicht, besonders durch zu viel Bauchfett.[8] Bauchfett bringt den Stoffwechsel stärker durcheinander und führt mit der Zeit zu den verschiedensten Störungen.[9] Auch zu viel Alkohol, Rauchen und dauerhafter Stress verschlechtern die Zuckerkrankheit. In Deutschland sind etwa 15,4 % der Mädchen und Jungen bereits im Alter von 3 bis 17 Jahren übergewichtig.[10] Eine wesentliche Ursache für eine spätere Diabetes Erkrankung. Daher ist es wichtig, dass Kinder und Jugendliche bereits in den jungen Jahren einen gesunden Lebensstil verfolgen.

Beim Diabetes Typ 2 macht sich der hohe Blutzuckerwert erst nach einiger Zeit bemerkbar und die Diagnose ist oftmals nur eine Zufallsdiagnose. Die körperlichen Anzeichen können sehr vielseitig sein und sind nicht sehr speziell. Mögliche Symptome können sein: starker Durst und starker Harndrang. Der Körper versucht über den häufigen Harndrang den überflüssigen Zucker aus dem Körper zu spülen. Daraus resultiert oft eine trockene und juckende Haut, da es durch das häufige Wasserlassen zu einem Flüssigkeitsmangel kommen kann. Darüber hinaus besteht Heißhunger, Müdigkeit sowie verschlechtertes Sehen.[11] Außerdem schwächt die Erkrankung das Immunsystem des Menschen, daher sind diese häufig anfälliger für Infektionskrankheiten und Grippeerkrankungen.[12] Für Eltern ist es aufgrund der vielseitigen Symptome schwer zu erkennen, ob hier eine ernsthafte Krankheit bei ihren Kindern vorliegen könnte.

2.3 Folgeerkrankungen

Diabetes Typ 2 kann zu zahlreichen Folgeerkrankungen führen. Besonders an den kleinen und großen Arterien und an den Nerven treten Schäden auf. Oft werden diabetesbedingte Folgeerkrankungen bereits im Vorstadium (Prädiabetes) erhöht entwickelt. Daher ist es wichtig, Diabetes rechtzeitig zu erkennen und zu behandeln. Die Folgeerkrankungen treten bei Kindern und Jugendlichen jedoch erst im höheren Alter auf. Die erhöhten Blutzuckerwerte können dazu führen, dass sich die Blutgefäße verändern und verengen. Dies stört die Durchblutung und damit die Versorgung der Organe. Der Herzinfarkt ist eine der häufigsten Todesursachen von Menschen mit Diabetes Typ 2. Auch Jugendliche oder

---

[8] Vgl. AOK Bundesverband, Diabeteshandbuch, 2019, S.14.
[9] Vgl. AOK Bundesverband, Diabeteshandbuch, 2019, S.26.
[10] Vgl. Robert Koch Institut, Übergewicht, 2018, S.18.
[11] Vgl. AOK Bundesverband, Diabeteshandbuch, 2019, S.11.
[12] Vgl. https://www.diabetes-ratgeber.net/Diabetes Typ 2, Zugriff am 20.07.2021.

junge Erwachsene können schon einen Herzinfarkt erleiden.[13] Die hohen Blutzuckerwerte fördern eine Verkalkung der Arterien. Ist der Bereich des Herzens betroffen und verschließt sich ein Herzkranzgefäß, stirbt dieser ohne rasche Behandlung ab. Warnsignale können sein: Brustschmerzen bzw. ein Engegefühl, Schweißausbrüche, Atemnot, Übelkeit und Kreislaufprobleme. Diabetes Typ 2 kann ebenfalls einen schnelleren Schlaganfall hervorrufen. Auch hier können die beiden Halsschlagadern, die das Gehirn mit Blut versorgen, durch eine Verkalkung verstopft werden oder es löst sich ein Gerinnsel von einer Gefäßwand ab, wandert mit dem Blutstrom ins Gehirn und verschließt dort eine Arterie. Die erhöhten Blutzuckerwerte schädigen außerdem die Blutgefäße an der Netzhaut. Es bilden sich neue feine Adern, die allerdings durch Zug an der Netzhaut eine Netzhautablösung auslösen können. Eine Erblindung ist möglich. Optionale Blutzuckerwerte und das Unterlassen von Rauchen wirken sich positiv auf die Netzhaut aus.[14] Auch Amputationen sind Folgen einer Diabetes Typ 2 Erkrankung. Man spricht in diesem Fall von einem Diabetischen Fußsyndrom. Personen mit Diabetes bemerken kleine Verletzungen oft erst zu spät, sodass diese Wunden sich infizieren. Da die Durchblutung bei den erkrankten Personen beeinträchtigt ist, heilen die Wunden sehr schlecht. So bilden sich Geschwüre, die tief ins Gewebe reichen und die Knochen beschädigen. Die Erkrankung des diabetischen Fußsyndroms nimmt mit dem Alter zu. Kinder und Jugendliche sind kaum betroffen. Die Erkrankung tritt am häufigsten im Alter von ca. 80 Jahren auf.[15] Wird Diabetes Mellitus nicht rechtzeitig, auch nicht im Kindes- und Jugendalter erkannt, ist die Wahrscheinlichkeit, an den zuvor genannten Folgeerscheinungen zu erkranken, sehr hoch.

3 Körperliche Aktivität bei Diabetes Typ 2

3.1 Bewegung und Sport als therapeutische Maßnahme

Für eine Behandlung von Diabetes Typ 2 bei Kindern und Jugendlichen können Medikamente mit dem Wirkstoff Metformin eingesetzt werden. Im späteren Verlauf kann sogar eine Insulintherapie notwendig sein. Das erste Ziel für eine Behandlung bei einem Kind oder Jugendlichen ist vorerst eine regelmäßige körperlicher Aktivität und gegebenenfalls

---

[13] Vgl. Wienbergen, H. et al., Herzinfakt, 2019, S.522 ff.
[14] Vgl. https://www.diabetes-ratgeber.net/Diabetes Typ 2, Zugriff am 22.07.2021.
[15] Vgl. Robert Koch Institut, Diabetes-Surveillance, 2019, S.59.

eine Ernährungsumstellung. Zu überprüfen ist das Gewicht des entsprechenden Alters sowie die aktuelle Ernährungsweise vom Arzt. Denn wie bereits beschrieben, ist der Hauptrisikofaktor für eine Entstehung von Diabetes Typ 2 eine körperliche Inaktivität und einem damit verbundenen Übergewicht. Körperliche Aktivität in Verbindung mit einer Ernährungsumstellung und dem damit verbundenen Gewichtsverlust kann eine Erkrankung um bis zu 60% reduzieren.[16] Doch woran erkennt man ein übergewichtiges Kind? Die Arbeitsgemeinschaft für Adipositas im Kindes- und Jugendalter (AGA) empfiehlt den so genannten Body Mass Index (BMI), der den Körperfettanteil beurteilt. Herangezogen wird herbei das Gewicht in kg und die Körpergröße in cm (Abb.2).[17]

Abbildung 2: Body Mass Index bei Kindern und Jugendlichen

BMI: < 10	Untergewicht
BMI: 10 - 90	Normalgewicht
BMI: > 90 - 97	Übergewicht
BMI: > 97 - 99,5	Adipositas
BMI: > 99,5	Extreme Adipositas

Quelle: Vgl. https://adipositas-gesellschaft.de/aga/bmi4kids/, Zugriff am 23.07.2021.

Durch mehr Bewegung und Sport verbessert sich die Empfindlichkeit der Körperzellen für Insulin, sodass mehr Zucker aus dem Blut in die Zellen aufgenommen wird. Dadurch sinkt der Blutzuckerspiegel, der bei einem Typ 2-Diabetiker ständig zu hoch ist. Außerdem senkt sich durch die Gewichtsabnahme der Blutdruck, welcher sich positiv auf die Entstehung und Entwicklung von den zuvor genannten Folgeerkrankungen auswirken.[18] Kinder und Jugendliche müssen sich so viel wie möglich bewegen. Das bedeutet nicht nur im Sportverein aktiv sein zu müssen, sondern dass Kinder zum Beispiel mit dem Fahrrad zur Schule fahren, statt mit dem Bus, oder, dass sie viel zu Fuß erledigen, statt von den Eltern gefahren zu werden. Regelmäßiger Sport, das bedeutet mindestens an 5

---

[16] Vgl. Shaw, J. E., Simpson, R. W., Type 2 Diabetes, 2009, S.55 ff.
[17] Vgl. Wabitsch, M., Kunze, D., Adipositas, 2013, S.10 ff.
[18] Vgl. https://www.diabetes-ratgeber.net/Diabetes Typ 2, Zugriff am 22.07.2021.

Tagen 30 Minuten aktiv zu sein, kann dazu führen, dass keine medikamentöse Behandlung notwendig ist. Welche Sportart das Kind letztendlich betreibt oder wie es sich an den einzelnen Tagen bewegt, ist nicht wichtig. Hauptsache es bewegt sich und es macht Spaß. [19]

3.2   Verhalten- und Verhältnisprävention

Die Verhaltensprävention bezieht sich auf ein Individuum und dessen Gesundheitsverhalten. Hierbei soll die eigene Gesundheitskompetenz gestärkt werden, um Risikofaktoren des Diabetes Typ 2 zu reduzieren.[20] Im zuvor genannten Kapitel wurde bereits darauf eingegangen, dass mehr Bewegung und ein gesünderes Essverhalten erforderlich sind. Dies fordert eine Verhaltensänderung bei den Kindern und Jugendlichen. Um ihnen dabei helfen zu können, ist eine individuelle Beratung, Motivierung, Zielsetzung sowie eine langfristige Unterstützung sinnvoll. Der Wille einer Verhaltensänderung muss da sein, um mit einer Ernährungs- und Bewegungsänderung zu beginnen. Ebenso wichtig ist die soziale Unterstützung der Familie. Eine Mitgliedschaft im Sportverein kann helfen, sich zu motivieren und Spaß am Sport zu haben.[21] Die Kinder und Jugendliche könnten verschiedene Angebote testen, um für sich das Richtige zu finden.

Verhältnisprävention zielt auf die Veränderung der Lebensbedingungen der Menschen, um dem Individuum Verhaltensveränderungen zu erleichtern. Als Mittel zählen hierbei z.B. Gesetze, Verordnungen und Vereinbarungen.[22] In diesem Fall sollten Programme entwickelt werden, welche nicht nur auf Diabetes spezialisiert sind, sondern für Kinder und Jugendliche einen Ansatz bringt, welche Prävention und Gesundheitsförderung in deren Lebensumfeld festigt. Die World Health Organization (WHO) erstellte einige Richtlinien, in denen u.a. Schulen mehr Verantwortung übernehmen müssen, um einen gesunden Lebensstil und Adiposität und der damit einhergehenden Diabetes Typ 2 Erkrankung entgegenzuwirken. Wichtig ist es, den Kindern und Jugendlichen bereits im Grundschulalter zu vermitteln, inwieweit sich Ernährung und Bewegung auf den Körper

---

[19] Vgl. Lindström, J., Neumann, A., Sheppard, K. Diabetes-Prävention, 2010, S.150.
[20] Vgl.https://www.bundesgesundheitsministerium.de/service/begriffe-von-a-z/p/praevention.html, Zugriff am 22.07.2021.
[21] Vgl. Vgl. Lindström, J., Neumann, A., Sheppard, K. Diabetes-Prävention, 2010, S.146 ff.
[22] Vgl. https://www.bundesgesundheitsministerium.de/service/begriffe-von-a-z/p/praevention.html, Zugriff am 22.07.2021.

auswirken.[23] Außerdem ist es wichtig, dass die Bewegung direkt bewusst oder unbewusst mit in den Alltag integriert wird. Sinnvoll ist z.b., dass jeden Tag ein kurzer Sportunterricht stattfindet oder, dass die Kinder die Möglichkeit haben, in den Schulpausen die Zeit draußen zu verbringen, ohne Handys. Mehr Fuß- und Radwege, öffentliche Parks und Sportplätze regen die Bewegung an.[24] Eine frühzeitige Behandlung ist von großer Bedeutung, um der Krankheit entgegenzuwirken. So ist es wichtig, dass bei Routineuntersuchungen beim Arzt vermehrt Risikoanalysen durchgeführt werden, besonders, wenn ein erhöhtes Risiko für eine Veranlagung vorliegt oder das Kind bereits ein erhöhtes Gewicht zeigt.

4   Fazit

Diabetes ist keine harmlose Krankheit und beeinträchtigt die Lebensqualität der Betroffenen und kann zu schwerwiegenden Folgeerkrankungen führen bis hin zu einer Erblindung, Amputationen oder einen Herzinfarkt. In dieser Seminararbeit wurde deutlich, dass immer mehr jüngere Menschen an Diabetes Typ 2 erkranken. Dies geht vorallem mit einer steigenen Zahl von übergewichtigen Kindern und Jugendlichen einher. Selbst wenn man aufgrund einer familiären Vorbelastung ein ehöhtes Risiko für Diabates hat, bedeutet dies nicht, dass man unweigerlich erkranken muss. Auch eine sofortige medikamentöse Behandlung ist nicht erfolrderlich. Ein gesunder Lebensstil mit einer ausgewogene Ernährung bei Kindern und Jugendlichen kann schon dazu beitragen, den Ausbruch der Diabetes Erkrankung zu verzögern, zu verhindern oder sofern man bereits erkrankt ist, zu verbessern. Wenn den Kindern und Jugendlichen von klein an ein gesünderer Lebensstil beigebracht wird, das bedeutet auch regelmäßig Sport zu betreiben und sich zu bewegen, ist es für sie einfacher, ihr lebenlang gesund und aktiv zu leben. So entstehen überhaupt weniger Krankheiten. Der steigende Trend der Anzahl an Diabetes Typ 2- und Adipositas-Erkrankten muss unterbrochen werden. Hierfür spielt die Verhaltens- und Verhätlnisprävention eine enorme Rolle.

---

[23] Vgl. WHO, activity and health, 2004, S.9.
[24] Vgl. WHO, activity and health, 2004, S.11 ff.

9

Literaturverzeichnis

AOK-Bundesverband (Hrsg.) (Diabeteshandbuch, 2019): Den Diabetes im Griff. Ein Handbuch für Patientinnen und Patienten mit Diabetes mellitus Typ 2, 3. Aufl., Berlin, 2019

Deutsche Diabetes Gesellschaft (DDG) (Diabetesbericht, 2021): Deutscher Diabetesbericht. Diabetes 2021, Berlin, 2021

Lindström, J., Neumann, A., Sheppard, K. (Diabetes-Prävention, 2010): Praxis-Leitlinie „Toolkit" Prävention in Europa Diabetes Typ 2. „Werden Sie aktiv in der Diabetes-Prävention!". In: Deutsche Diabetes Stiftung (DDS). Diabetes in Deutschland. Fakten – Zahlen, 20 Jahre nach St. Vincent, München, 2010

Mühlenbruch, Kristin, Ludwig, Tonia, Jeppesen, Charlotte, Joost, Hans-Georg, Rathmann, Wolfgang, Meisinger, Christine et al. (Diabetes Risk Score, 2014): Update of the German Diabetes Risk Score and external validation in the German MONICA/KORA study. In: Diabetes research and clinical practice 104 (3), 2014

Reibnitz, Christine von, Sonntag, Katja, Strackbein, Dirk (Hrsg.) (Diabetes Mellitus, 2017): Patientenorientierte Beratung in der Pflege. Leitfäden und Fallbeispiele : mit 18 Abbildungen, Berlin, Heidelberg: Springer, 2017

Robert Koch-Institut (Übergewicht, 2018): Übergewicht und Adipositas im Kindes- und Jugendalter in Deutschland – Querschnittergebnisse aus KiGGS Welle 2 und Trends, in: Journal of Health Monitoring, Berlin, 2018

Robert Koch-Institut (Diabetes-Surveillance, 2019): Diabetes in Deutschland, Berlin, 2019

Shaw, Jonathan E., Simpson, Richard W. (Type 2 Diabetes, 2009): Prevention of Type 2 Diabetes, in: Judith G. Regensteiner, Jane E.B. Reusch, Kerry J. Stewart und Aristidis Veves (Hrsg.): Diabetes and Exercise. Totowa, NJ: Humana Press, 2009

Wabitsch M., Kunze D. (Adipositas, 2013): Konsensbasierte Leitlinie zur Diagnostik, Therapie und Prävention von Übergewicht und Adipositas im Kindes- und Jugendalter, o.O., 2013

Waxman, Amalia (activity and health, 2004): WHO global strategy on diet, physical activity and health, in: Food and nutrition bulletin 25 (3), o.O., 2004

Wienbergen, Harm; Fach, Andreas; Meyer, Sven; Meyer, Jochen; Stehmeier, Janina; Backhaus, Tina et al. (Herzinfakt, 2019): Effects of an intensive long-term prevention programme after myocardial infarction - a randomized trial, in: European journal of preventive cardiology 26 (5), 2019

Internetquellen

Bundesministerium für Gesundheit (Prävention, 2019): Prävention, <https://www.bundesgesundheitsministerium.de/service/begriffe-von-a-z/p/praevention.html>   [Zugriff 2021 - 07 – 22]

Bundesregierung (Volkskrankheit, 2016): Weltgesundheitstag. Volkskrankheit Diabetes, <https://www.bundesregierung.de/breg-de/aktuelles/volkskrankheit-diabetes-484206> [Zugriff 2021 – 07 16]

Deutsche Adipositas Gesellschaft e.V. (BMI, o.J.): BMI4KIDS Rechner, <https://adipositas-gesellschaft.de/aga/bmi4kids/> [Zugriff 2021 – 07 – 23]

Diabetes Ratgeber (Diabetes-Typ-1, 2020): Diabetes mellitus Typ 1, <https://www.diabetes-ratgeber.net/Diabetes-Typ-1> [Zugriff 2021 – 07 – 19]

Diabetes Ratgeber (Diabetes Typ 2, 2020): Diabetes mellitus Typ 2, <https://www.diabetes-ratgeber.net/Diabetes Typ 2> [Zugriff 2021 - 07 – 19]

Helios Gesundheit (Diabetes bei Kindern, 2020): Diabetes bei Kindern und Jugendlichen, <https://helios-gesundheit.de/magazin/kinder-und-jugendmedizin/news/diabetes-bei-kindern/> [Zugriff 2021 – 07 – 16]

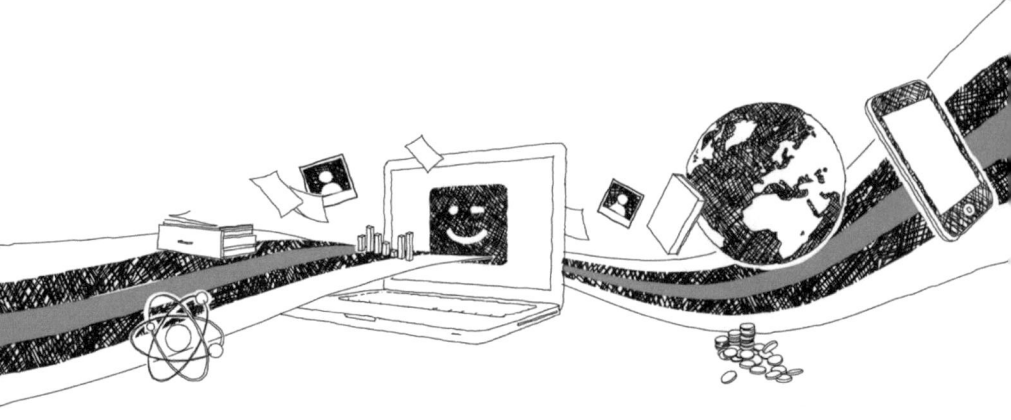
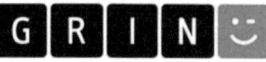